AF401309

MÉMOIRE

SUR LES DISSOLVANTS ET LES DÉSAGRÉGEANTS

DES PRODUITS PSEUDO-MEMBRANEUX

ET SUR

L'EMPLOI DU BROME

DANS LES

AFFECTIONS PSEUDO-MEMBRANEUSES

PAR LE

Dr CH. OZANAM

Chevalier de Saint-Grégoire,
Ancien bibliothécaire de l'Académie de médecine.

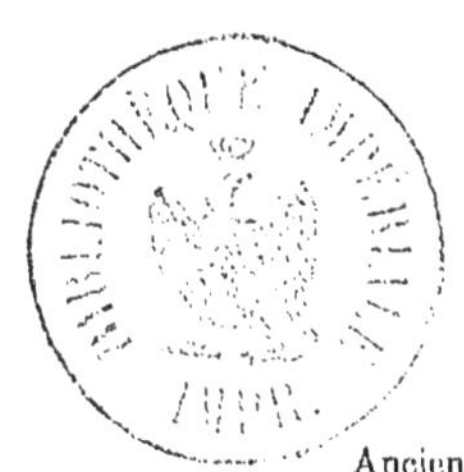

Deuxième édition augmentée

PARIS

J.-B. BAILLIÈRE et FILS

LIBRAIRES DE L'ACADÉMIE IMPÉRIALE DE MÉDECINE

Rue Hautefeuille, 19

| LONDRES | MADRID | NEW-YORK |
| H. pe. Baillière | C. Bailly-Baillière | Baillière Brothers |

LEIPZIG. E. JUNG-TREUTTEL, 10, QUERSTRASSE

1869

MÉMOIRE

SUR LES DISSOLVANTS ET LES DÉSAGRÉGEANTS

DES PRODUITS PSEUDO-MEMBRANEUX

ET

SUR L'EMPLOI DU BROME

DANS LES AFFECTIONS PSEUDO-MEMBRANEUSES

On ne peut s'empêcher de remarquer que, jusqu'à ce jour, la plupart des remèdes reconnus efficaces contre le croup et l'angine couenneuse ont été choisis dans la classe des dissolvants. Dès 1847, M. Baudelocque préconisait le bicarbonate de soude et l'eau de Vichy ; et, dans ces dernières années, le chlorate de potasse est venu aussi revendiquer sa part de succès. Partant de ce point de vue, j'ai cru qu'il ne serait pas inutile pour la science d'étudier les modifications de l'élément pseudo-membraneux sous l'influence des différents réactifs, sauf à vérifier ensuite, cliniquement et sous toutes les réserves de la prudence, si l'induction chimique peut, dans ce cas particulier, servir d'indication thérapeutique et conduire à des résultats efficaces. C'est le sommaire de quelques-unes de mes expériences que je vais exposer aujourd'hui.

Eau pure, renouvelée tous les deux ou trois jours. — Au bout de vingt-cinq jours, la fausse membrane a conservé encore sa couleur, sa forme ; elle est très-ramollie, mais peut encore être enlevée d'une seule pièce.

Chlore, solution aqueuse saturée. — Désagrégation sous forme de lamelles, comme les feuillets d'un livre, en cinq ou six heures (il faut renouveler de temps en temps la solution, à cause de la rapide évaporation du chlore).

Brome, solution aqueuse au $1/1000^e$. — Désagrégation moléculaire en une heure. La membrane se durcit, puis toutes les molécules se séparent les unes des autres. Au microscope, on n'y reconnaît que les granulations amorphes de la protéine coagulée, rarement accompagnée de légères traces de fibrine.

Iode, teinture. — Durcissement comme un morceau de cuir en un quart d'heure.

Chlorure de brome au $1/1000^e$. — Désagrégation moléculaire plus marquée que pour le brome, au bout de deux ou trois heures.

Chlorure d'iode au $1/1000^e$. — Aucun effet au bout de cinq jours.

Acide sulfurique pur. — Ramollissement jaunâtre et transparence rapide.

Acide phosphorique monohydraté pur. — Au bout d'un quart d'heure, transparence complète, sans ramollissement. Au bout de trente-six heures, même état; la plaque diphthérique est transparente, mais encore ferme, gélatineuse. Au bout de cinq jours, la solution n'est pas encore complète. — J'ai choisi cet acide à cause de la propriété qu'il possède de rendre la transparence à l'albumine coagulée, pensant qu'il pourrait aussi la dissoudre. L'expérience a prouvé qu'il ne la dissolvait point; mais en rendant la transparence à la fausse membrane, il devient un réactif précieux pour reconnaître sa nature intime, et nous permet de la classer parmi les exsudations albumineuses, et non fibrineuses.

Eau régale pure. — Dans un vase fermé, dissolution

complète en une heure, Dans un vase ouvert, dissolution beaucoup moins complète.

Eau régale au 1/100ᵉ. — Au bout d'une heure, la membrane est demi-transparente, gélatineuse, surnageant le liquide.

Eau régale au 1/1000ᵉ. — Même effet apparent, sur une très-petite fausse membrane.

Acide chlorhydrique pur. — Transparence complète en une minute, sans ramollissement notable. Au bout de seize minutes, la fausse membrane est très-ramollie, mais conserve encore toute sa forme.

Acide chlorhydrique au 1/3. — Au bout d'un jour, il y a ramollissement, mais non dissolution.

Acide chlorhydrique au 1/1000ᵉ. — Même effet apparent au bout de deux jours.

Acide fluorhydrique pur. — Léger durcissement au bout de deux heures, sans transparence.

Acide citrique. — Solution concentrée. La fausse membrane est pâlie, demi-transparente, au bout de douze heures. Trois jours après, pas d'autre effet produit.

Suc de citron pur. — Douze heures : couleur ambrée, léger ramollissement par les bords. Trente-six heures : pas d'autre effet produit. La solution au 1/1000ᵉ ne donne aucun résultat.

Potasse au 1/10°. — Au bout d'un quart d'heure, ramollissement marqué, pâleur et demi-transparence ; au bout de douze heures, ramollissement très-prononcé ; au bout de vingt-quatre heures, diffluence presque entière.

Soude au 1/10ᵉ. — Au bout d'une heure, ramollissement marqué, transparence presque entière. Dissolution complète au bout de douze heures.

Ammoniaque à 21°. — Au bout d'un quart d'heure, la fausse membrane est ramollie plus que par la potasse ; mais il n'y a pas de transparence.

Baryte au 1/10ᵉ. — Aucun changement au bout de douze heures.

Eau de chaux au 1/10ᵉ. — Après douze heures, ramollissement et fragmentation, dissolution complète en vingt-quatre heures.

Chlorate de potasse, solution saturée. — Aucun effet pendant deux jours. Dissolution le troisième et le quatrième jour.

Perchlorure de fer à 21°. — Durcissement de la fausse membrane au bout de douze heures, sans désagrégation.

Bichlorure d'hydrargyre. — Conservation parfaite et durcissement de la fausse membrane.

Chlorure de potassium. — Dissolution complète en vingt-quatre heures.

Chlorure de sodium, solution saturée. — Solution complète au bout de trente-six heures.

Bromure de potassium au 1/100ᵉ. — Dissolution presque complète au bout de douze heures. A la fin du deuxième jour, il ne reste plus aucun vestige.

Brome et bromure de potassium réunis. — Effets de désagrégation de brome, mais plus nets et plus marqués encore.

Chlore et chlorure de potassium réunis, solution concentrée. — Effets de désagrégation de chlore, mais plus marqués.

Bibromure de mercure, solution concentrée. — Aucun effet produit.

Iodure de potassium au 1/100ᵉ. — Au bout de vingt-quatre heures, très-léger ramollissement; pas d'autre effet produit.

Fluorure de potassium. — Ramollissement pâteux peu prononcé au bout de deux jours.

Chromate de potasse au 1/10ᵉ. — Léger durcissement

au bout de deux jours ; couleur jaunâtre de la fausse membrane.

Chromate de potasse au 1/100ᵉ. — Léger durcissement au bout de vingt-quatre heures.

Sous-carbonate de potasse, solution concentrée. — Au bout de douze heures, transparence et ramollissement.

Bicarbonate de soude, solution concentrée. — Dissolution complète en douze heures ; la liqueur a une teinte opaline.

Borate de soude au 1/10ᵉ. — Pas d'effet produit en douze heures.

Phosphate de soude, solution concentrée. — Ramollissement considérable en douze heures ; après trois jours, dissolution complète.

Cyanure de potassium, solution concentrée. — Au bout de quinze heures, la fausse membrane est entièrement diffluente. (Cette substance, étant un violent poison, ne pourrait être donnée qu'à très-petites doses.)

Huile de foie de morue. — Aucun effet produit en huit jours.

Eau mère des soudes de varech. — Solution complète au bout de quatre à cinq jours.

Glycérine pure. — Après vingt-quatre heures, ramollissement allant presque jusqu'à la diffluence.

Glycérine bromée au 1/1000ᵉ. — Durcissement pâteux et friabilité en deux heures.

Glycérine chloro-bromée. — Même effet, mais moins marqué.

Chloroforme pur. — Aucun effet sensible en quinze jours ; la fausse membrane est encore d'un blanc mat, souple et bien conservée.

Urée, solution au 25ᵉ. — Dissolution complète en quinze heures ; il ne reste plus trace de fausse membrane.

Ammoniure de cuivre (liqueur de Schwitzer pure). —

Solution immédiate, non point en un jour ou en une heure, mais en quelques minutes. Cette liqueur peut être donnée à dose progressive de 2 à 20 gouttes par jour, dans un ou deux verres d'eau, pour les adultes. Son goût fort mauvais empêcherait de la donner aux enfants, sans cela nous aurions peut-être, dans l'ammoniure de cuivre récemment préparé, le plus puissant remède des affections couenneuses ; quand on administre cette liqueur, dissolvant si énergique de la cellulose et des divers tissus animaux, il faut la donner dans de l'eau pure et sans sucre, car le cuivre serait réduit par la glucose, et le médicament décomposé. Il faut, en outre, qu'elle soit fraîchement préparée, car, sans cela, elle perd sa faculté dissolvante.

En consultant les données précédentes, nous en déduirons que les substances qui agissent sur les fausses membranes sont de trois sortes : 1° les corps *fluidifiants*, 2° les *désagrégeants*, 3° les corps *durcissants* ou *tannants*. Si l'on veut attaquer l'élément couenneux par les *dissolvants*, les *alcalins* doivent être préférés aux acides, et on devra conseiller, par ordre d'importance, l'*ammoniure de cuivre* au premier rang, puis les *eaux mères*, l'*ammoniaque*, la *soude*, le *bicarbonate de soude*, l'*urée*, le *cyanure de potassium* (poison très-violent), le *chlorure de potassium*, la *glycérine*, l'*eau de chaux*, la *potasse*, le *chlorure de sodium*, le *bromure de potassium*, et, en dernier lieu seulement, le *sous-carbonate de potasse*, le *phosphate de soude*, et le *chlorate de potasse,* si longtemps préconisé comme le plus efficace de tous.

Si, au contraire, on préfère les *désagrégeants*, on devra trouver d'efficaces ressources dans le *chlorure de brome*, *le brome* et le *chlore ;* puis à un moindre degré dans l'*iode*, le *perchlorure de fer*, le *bichlorure de mercure* et le *chrome*, qui durcissent la fausse membrane, la *tannent* et la détachent en masse, sans néanmoins en désagréger les éléments.

Depuis l'époque où j'ai commencé ces expériences, qui datent de 1849, plusieurs exemples sont venus m'en démontrer l'importance. Ainsi M. Barthez a préconisé les inhalations de *chlorate de soude* dans la trachée après l'opération de la trachéotomie. Un médecin de province, dont le nom m'échappe, a guéri, en 1860, un croup presque sans le savoir, en donnant du *sel marin* à dose nauséeuse et antidotique à un enfant qu'il avait voulu cautériser avec un crayon de nitrate d'argent qui fut avalé tout entier.

En Amérique, le D\u1d63 Mayer, de Wikesbare (Pensylvanie), a signalé des succès obtenus avec la *glycérine* dans le cas de croup (1858).

De mon côté j'ai pu vérifier l'efficacité du *brome*, du *bromure de potassium* et celle des *eaux mères de soude de varech*, celle-ci à la dose de 15 à 60 grammes par jour, contre l'angine coueneuse.

L'*eau de mer*, qui tient en dissolution la plupart des éléments dont nous avons étudié dans ce travail les actions séparées, semble devoir être aussi un excellent remède contre le croup et toutes les affections du même genre.

Il est facile de comprendre aussi d'où vient l'efficacité si grande de la *spongia tosta*, si souvent indiquée par la médication homœopathique dans le traitement du *croup*, l'éponge contenant en quantités notables l'*iode*, le *brome* et le *chlore* réunis.

Mais, au milieu de ces nombreuses substances qui toutes peuvent avoir, dans certaines circonstances, leur utilité dans le traitement de la diphthérite, voici sur quelles séries d'indications je me suis basé pour employer le *brome* :

INDICATION ANATOMIQUE.

ACTION ÉLECTIVE DU BROME SUR LA GORGE ET LE LARYNX.

Les travaux de Lembke, de Glover et de Kussmann ont démontré que le *brome* possède une action élective sur l'appareil pulmonaire entier, mais principalement sur l'*arrière-gorge,* le *voile du palais* et le *larynx.* Une propriété semblable a été reconnue par le Dr Huette pour le *bromure de potassium* (1). — L'*iode* se localise plutôt sur les *fosses nasales,* — le *mercure* sur la *bouche,* — le *chlore* sur les *bronches,* — le *fluor* sur la *plèvre.*

Mais l'action du brome sur l'*arrière-gorge* et le *larynx* est aussi nette, aussi positive que l'action de la *belladone* sur l'*iris,* et de cette localisation anatomique l'indication thérapeutique a été facile à tirer pour moi.

INDICATION PATHOGÉNÉSIQUE OU HOMŒOPATHIQUE.

Trois expérimentateurs allemands, Frantz (2), Schmidt et Taube, prouvèrent les premiers que le brome, inspiré par les voies aériennes, déterminait la formation de fausses membranes dans la gorge et le pharynx des chiens et dans le larynx des pigeons. Ils en conclurent théoriquement que, suivant la loi des semblables, ce médicament pourrait guérir le croup et l'angine couenneuse; mais ils n'en donnèrent pas la confirmation clinique. C'est cette dernière preuve que nous apportons aujourd'hui.

Leurs expériences se trouvent consignées par Hering et Heimerdingen, dans un mémoire couronné à Tubingue, en 1838.

(1) *Bulletin thérapeut. du Midi,* 1850, p. 510.
(2) Frantz, *Dissert. de bromi effectu.* Halæ, 1827.

INDICATION ALLOPATHIQUE.

Elle se tire naturellement des expériences que nous avons faites, et qui démontrent que le brome, même très-dilué, mis en contact avec les fausses membranes, les durcit d'abord, puis détermine leur *désagrégation moléculaire*, en sorte que la fausse membrane se réduit en poussière sous l'influence du moindre contact.

On peut se rendre compte par les planches ci-jointes de la structure intime de la faussse membrane et de l'action du brome sur les molécules constitutives (1). Cette structure est bien celle que présente d'ordinaire l'albumine ou la *protéine* coagulée ; parfois, mais rarement, on y trouve quelques traînées de fibrine ; dans ce cas, les plaques acquièrent une bien plus grande ténacité, et rendent le croup surtout plus dangereux.

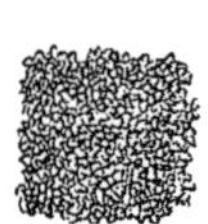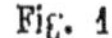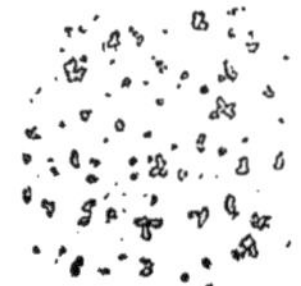

Fig. 1.   Fig. 2.

On voit donc que l'indication du brome est précise et générale ; on y arrive en partant des principes qui semblent, au premier abord, les plus opposés.

En effet, pour beaucoup de médicaments, les deux méthodes des contraires et des semblables sont également applicables ; et tandis que l'une, l'homœopathie, peut *toujours* indiquer par le principe de similitude que tel remède pourra être efficace pour guérir une mala-

(1) Fig. 1. Fausse membrane examinée en grossissement de 500 diam. — Fig. 2. Désagrégation moléculaire sous l'influence du brome.

die, l'autre démontre *souvent* par la loi des contraires qu'il possède ce pouvoir.

Or, la plupart des remèdes possédant des effets alternants ou opposés, les deux principes qui se partagent la thérapeutique se trouvent également vrais. L'application que nous en faisons aujourd'hui au brome doit servir à démontrer l'*identité de la médecine, une*, soit que l'on parte du principe similaire, soit que l'on parte des faits allopathiques; en sorte que, bien loin de se nuire, ces deux lois différentes sont le véritable complément, ou comme la *preuve* l'une de l'autre.

Mais deux autres indications m'ont encore porté à préconiser le brome. Elles sont données par l'*épidémiologie* et la *clinique*.

INDICATION ÉPIDÉMIOLOGIQUE OU VERTU PRÉSERVATRICE.

Un puissant motif pour choisir le brome se tire, en effet, de la propriété qu'il possède de *détruire les contages* aussi bien que le *chlore*, et d'être plus facile à manier, à cause de sa forme liquide unie à une grande volatilité. Avec ses vapeurs on peut purifier l'air, préserver des dortoirs, des maisons, des casernes, empêcher des *épidémies entières* comme avec quelques gouttes de solution on parvient à sauver les individus de l'infection diphthérique.

Or, un médicament qui détruit la source même du mal doit avoir grande chance d'être un remède d'une indication très-générale dans le traitement de la maladie.

En effet, j'ai pu préserver des familles entières d'une contagion imminente en faisant prendre à chacune des personnes qui approchaient le malade, l'eau bromée en boisson comme préservatif; j'en donnais 10 à 12 gouttes par jour dans de l'eau sucrée. Soit qu'il n'y eût encore qu'influence morbide avec malaise e mal de gorge, soit qu'il y eût imminence morbide avec rougeur de la gorge et plaques blanchâtres déjà apparentes, toujours le danger a été éloigné.

Un cas plus difficile et plus grave est venu me révéler la vertu anti-miasmatique des vapeurs bromées.

Je fus appelé, au mois de mai 1858, dans un pensionnat, pour une jeune fille atteinte de croup confirmé ; elle fut traitée par l'eau bromée, et guérie après avoir rendu à plusieurs reprises des tubes pseudo-membraneux de 10 à 12 centimètres de longueur. Les infirmières qui la soignaient jour et nuit prirent également le brome et furent préservées. Mais, quelques jours après, trois autres enfants de la même pension furent atteintes d'angine couenneuse ; elles furent isolées et mises en traitement. Cinq jours plus tard, trois nouveaux cas se déclarèrent dans une classe voisine, qui n'avait avec la chambre des premières malades aucune communication. Je ne pouvais concevoir la cause de cette épidémie naissante, lorsque j'appris que de nombreux cas semblables étaient alors traités à l'hôpital des enfants, et que, dans cet hôpital, très-rapproché du pensionnat que je soignais, les salles réservées à ce genre de maladies étaient les plus voisines de nos propres malades. C'étaient donc l'air et le souffle du vent qui nous apportaient ces miasmes ; c'était une maison entière qu'il fallait préserver et purifier.

Je fis mettre, en conséquence, dans chaque dortoir et dans l'infirmerie, des assiettes remplies d'eau, où l'on versa 8 ou 10 gouttes de brome pur ; ce corps est tellement diffusible que l'atmosphère en fut bientôt imprégnée. Les vapeurs qui s'en exhalaient lentement dans toute la salle purifièrent l'air pendant le jour, et l'on retirait les vases le soir, pour éviter une action trop forte sur l'atmosphère confinée d'un dortoir fermé pendant la nuit.

Cette précaution eut un plein succès ; toutes les malades guérirent; aucun cas nouveau ne se déclara, et j'eus le bonheur de voir s'arrêter le germe d'un contage qui aurait pu devenir funeste dans une maison contenant près de cent personnes.

Les fumigations de vapeurs de brome furent continuées pendant plus de vingt-cinq jours, pour prévenir toute chance de retour, car il faut savoir que l'incubation des affections couenneuses est parfois très-longue et varie de quelques jours à un mois.

Cette précieuse propriété du brome pourrait être souvent utilisée dans les hôpitaux. Le médicament est si peu coûteux, il s'emploie à si faible dose à cause de son énergie et de sa diffusibilité, qu'un flacon de peu de valeur pourrait suffire pour assainir de vastes salles pendant des semaines entières et préserver d'une grave épidémie.

Depuis l'époque où j'ai présenté mes travaux à l'Académie des sciences (mai 1856, et janvier 1861), l'armée fédérale en a fait un immense usage comme moyen d'assainissement pendant la guerre du Nord-Amérique, donnant ainsi la plus éclatante sanction à la vérité scientifique que j'avais formulée.

INDICATION CLINIQUE.

Restait encore à traiter et à guérir, au moyen du brome, les affections couenneuses.

Le brome soutiendrait-il cette épreuve clinique ?

La pratique serait-elle d'accord avec la théorie et l'expérimentation ?

Sous ce rapport, rien n'était fait encore; c'est cette

preuve que j'ai voulu fournir, en rapportant dans ce mémoire un certain nombre de cas de guérison. Mon premier traitement heureux date de 1849, et fut obtenu par le brome à la 6ᵉ dilution. Mais, depuis lors, j'ai reconnu que les 4ᵉ, 6ᶜ, 12ᶜ dilutions, quoique souvent efficaces, étaient moins regulières, moins fidèles que les solutions au 1/500° ou au 1/1000ᵉ auxquelles j'ai dû m'arrêter.

Depuis lors, plusieurs praticiens l'ont expérimenté également avec succès.

Le Dʳ Lescarbault a guéri avec le brome un cas de croup qui avait résisté aux autres moyens.

Le Dʳ Dufresne, de Genève, a prescrit cinq fois le brome avec succès ; il a échoué sur deux autres malades, mais il avait employé la teinture alcoolique. Enfin le Dʳ Frestier, de Lyon, l'a employé plusieurs fois avec succès, et le Dʳ Gallavardin, notre savant collaborateur, l'a également employé avec un heureux résultat, dans une famille où deux enfants avaient déjà succombé au croup, traité par d'autres médications, tandis que le troisième, traité par le *brome*, guérit rapidement.

PHARMACOLOGIE.

Le brome, dont la force est extrême, ne peut être employé pur ; il ne faut point se servir de teintures alcooliques, car il se forme alors des composés nouveaux de l'*acide bromhydrique*, du *bromure de carbone*, etc. Il ne faut non plus l'unir à aucune tisane, car il se fixerait sur l'élément végétal et resterait inerte pour l'organisme.

On en fait une solution aqueuse au 1/500° ou au 1/1000ᶜ (3ᵉ dilution), c'est-à-dire dans la proportion d'une goutte pour 25 à 50 grammes d'eau pure, dans un flacon à l'émeri qu'on met à l'abri de la lumière. Celle-ci acidifierait le brome qui, sous son influence, absorberait l'hydrogène de l'eau pour former de l'acide bromhydrique. Le flacon doit être gardé bien bouché, et renouvelé dès qu'il a perdu sa couleur jaune ambrée. Cette solution s'administre par gouttes, d'heure en heure, dans autant de cuillerées d'eau sucrée, de manière à donner 1/2 à 2 grammes de solution dans les vingt-quatre heures.

Quand l'eau est bien sucrée, les enfants la prennent sans peine.

FUMIGATIONS BROMÉES.

Je n'administre pas le brome seulement en boisson, je le donne aussi, avec grand avantage, en *fumigations*, surtout contre le *croup*.

Pour cela, on pose devant le malade un vase plein d'eau bouillante, muni d'un entonnoir en papier ou en verre. On verse dans l'eau une forte pincée de *bromure de potassium* ou de *sel marin*, destiné à fixer le brome dans la solution, afin qu'il ne s'évapore pas tout de suite, puis l'on ajoute peu à peu, en deux ou trois fois pendant l'espace de cinq à dix minutes, une cuillerée à café de la solution d'*eau bromée*. Le malade en respire lentement les vapeurs, qui, mélangées à une grande proportion de vapeur aqueuse, n'ont plus rien d'irritant et pénètrent profondément dans les bronches.

J'affirme avoir guéri ou fait guérir, par cette méthode si simple, si facile à suivre, près de 150 cas d'angine couenneuse ou de croup. Le résumé des 16 premières observations fut présenté à l'Académie des sciences il y a douze ans.

Dans plusieurs cas la maladie s'était montrée contagieuse, et j'avais à soigner 8 à 12 malades dans la même maison. Une épidémie semblable a éclaté, en août 1866, dans ma propre famille; dix personnes ont été prises: maîtres, domestiques, enfants, j'ai pu les guérir tous, et préserver la plus jeune de mes enfants, âgée de 10 mois et allaitée par sa mère, malade elle-même.

Jusqu'à ce jour je n'ai pas eu plus de 4 ou 5 insuccès, et seulement dans les cas de croup. Le brome, en effet, correspond à l'élément pseudo-membraneux, mais il ne couvre pas les autres indications, si nombreuses surtout dans le traitement du croup. Aussi, tout en le donnant comme le remède principal, j'ajoute qu'on peut, qu'on doit, non le mélanger, mais l'alterner avec d'autres médications, quand l'état du malade l'exige, de même qu'on doit en continuer encore l'usage, même après l'opération de la trachéotomie.

Dans la seconde partie de ce travail, je ferai connaître les indications diverses qui peuvent surgir dans le traitement des affections diphthériques et les moyens de les remplir.

OBSERVATION I.

Angine couenneuse forme grave avec syncope. — Insuffisance des cautérisations; emploi du brome.—Paralysie générale.—Guérison.

Le 10 février 1855, je fus appelé pour soigner un jeune homme de 28 ans, atteint depuis deux jours d'une angine couenneuse grave. Les amygdales, le fond de la gorge étaient entièrement tapisés de fausses membranes épaisses et fermes. Le pouls était à 120, les forces prostrées, la langue très-chargée; je cautérisai immédiatement toute la gorge avec une solution concentrée de nitrate d'argent (6 gr. pour 30 gr. d'eau), et je renouvelai cette cautérisation matin et soir. Mais à peine soulevées, les fausses membranes se reproduisaient.

Les troisième et quatrième jours se passèrent sans amélioration.

Le cinquième jour, le malade fut pris de défaillances; le visage était plombé, les joues creuses, le pouls très-mou.

J'alternai la cautérisation de nitrate d'argent avec des badigeonnages de jus de citron pur.

Le sixième jour, l'état était le même; la faiblesse, l'état syncopal

2

continuaient, les fausses membranes étaient toujours aussi abondantes. Je donnai alors une potion de 200 gr. avec 3 gouttes de solution de brome, une cuillerée d'heure en heure.

Dès le soir même, on put constater une amélioration ; la nuit fut plus calme, le sommeil plus tranquille. Le lendemain, l'expectoration était plus libre, la gorge moins sèche ; les fausses membranes, toujours très-abondantes, étaient plus faciles à détacher. Le pouls était à 110.

Le huitième jour, les défaillances cessèrent, le visage prit un aspect moins pâle, moins cadavéreux. La potion est portée à 5 gouttes.

Le neuvième jour, les fausses membranes se détachent en larges plaques ; elles se reproduisent faiblement, beaucoup moins épaisses et moins grandes ; pouls à 110 environ.

Les jours suivants, l'amélioration continue, on commence à alimenter le malade, dont la faiblesse est grande ; la quantité de faussse membranes se réduit graduellement.

Le quatorzième jour, le malade entre en convalescence, la gorge est parfaitement nette.

Quinze jours plus tard, ce jeune homme commença à éprouver les phénomènes de paralysie générale si bien décrits par le professeur Trousseau : faiblesse progressive des bras et des jambes, insensibilité de la peau, paralysie du voile du palais avec nasonnement et dysphagie. Ce ne fut qu'au bout de quatre mois de traitement régulier que la guérison fut complète, sous l'influence de *noix vomique* et de *strychnine*.

OBSERVATION II.

Angine pseudo-membraneuse forme commune ; eau bromée, guérison.

Mademoiselle X..., 5 ans, enfant forte, bien constituée, n'ayant jamais été malade, fut prise, le 9 juin 1856, de fièvre violente, courbature, mal de tête et de gorge ; elle demanda à se coucher, et je fus appelé le lendemain, dans l'après-midi.

La figure est très-rouge et la peau brûlante, le pouls à 148. En regardant la gorge, on voyait les deux amygdales entièrement couvertes d'une couche pseudo-membraneuse d'un blanc nacré.

Je donnai aussitôt :

Eau bromée.. . . . .   5 gouttes.

Eau distillée. . . . .   150 grammes.

Sirop de sucre.   30   —

F. s. a. Une potion à prendre par cuillerée d'heure en heure.

Le lendemain matin, la nuit avait été bonne, le pouls était descendu
à 122; je passai un pinceau d'éponge à sec dans la gorge, et en
retirai des lambeaux pseudo-membraneux de plus d'un centimètre
de longueur; je remarquai que ces lambeaux étaient plus friables
et s'écrasaient plus facilement qu'à l'ordinaire, preuve qu'ils avaient
déjà subi l'action du brome.

Le remède fut continué.

Le soir, pouls à 100.

Le quatrième jour de la maladie, le pouls était à 94, l'enfant gaie
et demandant à manger. J'enlevai encore avec le pinceau des lambeaux de fausses membranes.

Le remède fut continué toutes les deux heures.

Le cinquième jour, amélioration progressive; la peau est fraîche,
l'enfant prend des potages, les fausses membranes ne se reproduisen $_t$
que faiblement. — On continue le brome.

Le sixième jour, la mère, voyant son enfant beaucoup mieux, a
négligé la potion et n'en a presque pas donné; elle a fait boire à
l'enfant de la limonade et manger des bonbons colorés au bichromate
de potasse; elle l'a levée et fait asseoir en face d'une fenêtre ouverte;
aussi est-elle plus souffrante; la fièvre a recommencé, il y a 120 pulsations. Une des amygdales est entièrement couverte de concrétions
couenneuses. J'insiste sur le régime et je fais reprendre le brome
toutes les heures.

Le septième jour, amélioration. Les amygdales sont bien déga-
gées, il ne reste plus que de faibles traces des fausses membranes.
L'enfant a une épistaxis. La fièvre est moindre; pouls, 194. (Même
traitement.) Le soir, la fièvre tombe complétement; l'enfant est gaie,
sa peau est fraîche; elle s'endort de bonne heure, et son sommeil
dure près de treize heures.

Le huitième jour, convalescence; les amygdales sont parfaitement
nettes et ne conservent qu'un peu de rougeur.

Le neuvième jour, guérison.

OBSERVATION III.

*Angine pseudo-membraneuse, puis croup violent; emploi du brome au bout
de deux jours; guérison le douzième jour.*

Une jeune fille de 13 ans, élève dans une pension de Paris, fut
prise, le 2 mars 1867, de mal de gorge, dysphagie, courbature générale et fièvre violente; elle resta dans cet état jusqu'au 3 au soir,

où je pus l'examiner. Le pouls donnait 140 pulsations ; l'amygdale droite était entièrement recouverte de pseudo-membranes très-épaisses; l'enfant se plaignait d'étouffement; la peau était chaude; il y avait eu dans la journée deux vomissements bilieux.

Je prescrivis aussitôt : *eau bromée* fraîchement préparée, une goutte toutes les deux heures dans une cuillerée d'eau (12 gouttes par jour).

Le lendemain, la nuit avait été très-agitée, mais le pouls était tombé à 110; les fausses membranes étaient très-épaisses et passaient sur la partie postérieure du voile du palais jusque vers les fosses nasales.

J'en enlève une partie avec un pinceau d'éponge sec. — Le médicament est continué.

Le quatrième jour, pouls à 110 encore, mais peau fraîche et bon sommeil ; les fausses membranes se sont reproduites moins épaisses, mais elles occupent les deux amygdales. — On continue le brome sans autre médication.

Le cinquième jour, pouls à 85 ; l'enfant a toussé d'une toux rauque et enrouée ; elle a rejeté des lambeaux pseudo-membraneux, dont l'un a 3 centimètres de longueur sur 1 de largeur ; cependant elle demande à se lever et à manger.

Le sixième jour, les symptômes ont changé ; la gorge va mieux ; les fausses membranes ne se reproduisent presque plus, mais la malade offre tous les accidents du croup aigu : voix rauque, toux sans timbre avec oppression ; elle crache des mucosités épaisses et rejette un lambeau pseudo-membraneux de 1 centimètre de longueur sur 1 centimètre et demi de largeur, paraissant avoir tapissé toute la trachée ; le pouls est remonté à 120 pulsations ; la peau est chaude, brûlante ; la faiblesse est profonde ; j'ordonne l'eau bromée, 24 gouttes par jour (1 goutte par heure).

Le soir, pouls à 110, peau bonne et fraîche ; la malade a rendu encore deux fausses membranes, l'une de 5 centimètres de longueur, l'autre de 12 et tubulée à son extrémité ; douleurs dans les jambes, nuit agitée et délire.

Le septième jour, pouls à 120 le matin ; la malade rend un mucus jaune, épais, filant comme du blanc d'œuf, et très-abondant. — Eau bromée, 1 goutte par heure.

Les règles paraissent faiblement dans la journée ; le soir, pouls à 102, toux rauque et aboyante, oppression. Les règles ne paraissent presque plus ; on donne une fumigation de siége.

Le huitième jour, pouls à 108 le matin ; trois longues fausses membranes ont été rendues, de 3 à 9 centimètres de longueur. Les règles sont arrêtées et n'ont pu reparaître ; la voix est complétement éteinte. Le soir, pouls à 100. — Eau bromée, 36 gouttes pour les vingt-quatre heures.

Le neuvième jour, pouls à 100 le matin ; deux fausses membranes ont été rendues ; elles ont 3 et 5 centimètres de longueur, et l'une d'elles a 3 millimètres d'épaisseur ; la malade prend un peu de bouillon et une cuillerée de vin de Malaga dans de l'eau sucrée. Le soir, pouls à 96 ; i y a eu quelques vertiges et des nausées ; on réduit le brome à 20 gouttes.

Le dixième jour, la fièvre a diminué beaucoup ; pouls à 80. L'enfant est très-faible et éprouve surtout une grande difficulté à avaler. On insiste sur le bouillon et le vin de Malaga, coupé avec de l'eau ; on ne donne plus que 12 gouttes de brome par jour. La toux est plus grasse ; l'enfant ne rend plus de fausses membranes.

Le onzième jour, pouls à 76 ; toux grasse ; expectoration de mucosités abondantes et tenaces ; la gorge n'est plus rouge.

Le douzième jour, pouls à 70 ; peau fraiche. La malade entre en convalescence ; elle commence à manger et à se lever, mais la voix reste rauque, et l'expectoration est encore abondante.

Ces phénomènes persistent huit ou dix jours et disparaissent graduellement.

Cette observation est remarquable à plus d'un titre :

1° On y voit la succession rapide, sur le même sujet, de l'angine couenneuse et du croup, dont l'une s'arrête au moment où l'autre commence.

2° Je n'ai jamais observé de croup où il ait été rendu une quantité aussi énorme de fausses membranes. Je pus en remplir trois flacons, et les fragments, dont plusieurs étaient tubulés, avaient jusqu'à 12 centimètres de longueur.

3° L'action du brome a été très-manifeste ; l'enfant disait elle-même que, chaque fois qu'elle en prenait, l'étouffement était moindre, l'expectoration plus facile ; puis, à mesure que l'action médicamenteuse fut plus établie, les fausses membranes, d'abord épaisses et résistantes, devinrent friables, molles et diffluentes.

OBSERVATION IV.

Scarlatine, angine pseudo-membraneuse ; emploi du brome ; guérison.

Un jeune garçon, âgé de 5 ans, fut atteint, le 5 décembre 1857, d'une scarlatine dont les symptômes furent assez bénins jusqu'au neuvième jour ; mais alors l'enfant fut pris d'un accès de fièvre, le pouls battait 130 fois par minute ; il se plaignait de la gorge, qui était rouge ; on y remarquait à peine un point blanc de la grosseur d'une tête d'épingle ; aussi l'attention fut peu attirée par cet accident, et l'on se contenta des soins ordinaires ; mais, le troisième jour, l'affection couenneuse se développa subitement, les amygdales blanchirent sur toute leur surface.

Je donnai alors :

Eau bromée : 20 gouttes, dans : Eau sucrée : 150 grammes.

A boire par cuillerées dans la journée.

Le quatrième jour, il n'y a pas encore de rémission. — Eau bromée, 25 gouttes.

Le cinquième jour, les accidents continuent. Je retire, avec un pinceau d'éponge sec, des lambeaux pseudo-membraneux ; le pouls est toujours à 125.

Le sixième jour, la gorge est moins rouge ; le pouls n'est qu'à 106 environ. J'augmente encore le brome : 30 gouttes pour les vingt-quatre heures.

Le septième jour, l'amélioration est plus grande ; les fausses membranes se reproduisent avec moins de force et de consistance ; pouls à 90 environ.

Le huitième jour, les fausses membranes ont disparu ; le pouls à 80. L'enfant demande à manger et à se lever.

Le neuvième jour, le petit malade entre en convalescence.

OBSERVATION V.

Croup au début rapidement arrêté par l'emploi du brome.

Le 18 janvier 1858, je fus appelé à neuf heures du soir pour un enfant de 3 ans, qui éprouvait, disait-on, des accès de suffocation ;

il était souffrant depuis la veille ; sa toux était devenue rauque, puis sans timbre, et il avait eu dans la soirée plusieurs spasmes du larynx.

Le jour où je le vis, après une journée assez bonne, il avait été pris, vers le soir, d'un accès de fièvre et d'oppression : la toux était serratique, et la respiration ressemblait aussi par moments au frottement d'une scie. Pouls à 110 environ, peau chaude ; la gorge était rouge, et sur l'amygdale gauche on voyait une plaque diphthéritique fort petite, mais vivement accusée, avec sa blancheur nacrée. J'ordonnai dès le soir : eau bromée, 1 goutte, toutes les heures, dans une cuillerée d'eau.

Le lendemain, la nuit avait été bonne ; l'enfant avait toussé, mais sans avoir de suffocation ; le pouls était tombé à 92 environ ; une sueur favorable s'était déclarée. On continue le brome toutes les deux heures : la toux est rauque comme la veille.

Le 21, l'amélioration persiste ; il n'y a plus de fièvre : la toux devient plus claire ; l'enfant demande à se lever et à manger.

Le 22, le petit malade entre en convalescence. On continue par précaution l'eau bromée, 4 gouttes par jour jusqu'au 28.

Mais, tout en préconisant le brome, je n'ai point entendu le présenter comme un remède universel, comme un spécifique absolu de tous les accidents qui peuvent survenir dans le cours des affections diphthéritiques.

Le domaine du brome, c'est la fausse membrane ; dans cette sphère, il trouve son indication précise, et réussit dans la grande majorité des cas ; mais, s'il survient, comme dans certaines épidémies, des phénomènes de *gangrène*, et que l'angine soit, par exemple, couenneuse et gangréneuse tout à la fois, le brome n'aura d'action que sur la première des deux affections et restera impuissant pour la seconde, souvent même il n'agira favorablement que par son alternance avec le deuxième remède ; nous indiquerons plus tard comment il faut combattre ces diverses complications.

Il en serait de même pour le croup arrivé au degré de l'asphyxie ; l'indication imminente, vitale, est de faire arriver de l'air dans les voies respiratoires au moyen de la trachéotomie ou du cathétérisme du larynx.

L'action du brome ne se manifestant qu'au bout de plusieurs heures, ce médicament ne proscrit point l'emploi prudent de l'émétique ou du sulfate de cuivre, qui favorise par les efforts du vomissement l'expulsion des fausses membranes : les observations qui vont suivre en sont des exemples.

Le brome ne vient donc récuser aucune des ressources du passé ; mais il ajoute un puissant moyen de guérison et souvent il suffit à lui seul pour assurer le succès ; c'est le spécifique ; non d'une maladie entière, mais d'une indication positive.

OBSERVATION VI.

Croup forme grave, compliqué de bronchite capillaire ; traitement par l'eau bromée, les vomitifs et les vésicatoires ; guérison. (Communiquée par M. le Dr Viollet, de Paris.)

Le 10 décembre dernier, je fus appelé auprès d'un enfant de 10 mois, nommé D.., quai Saint-Michel, 23. Depuis six jours, il était affecté de bronchite et de fièvre. Je le trouvai assis dans son berceau avec une dyspnée considérable, la voix cassée, une toux rauque produisant chaque fois qu'elle avait lieu une suffocation très-grande. La respiration était sifflante ; le pouls battait 150 fois à la minute. L'examen de l'arrière-gorge présentait une rougeur intense avec tuméfaction du voile du palais, du pharynx et des amygdales, sur lesquelles on apercevait des plaques pseudo-membraneuses nacrées et fort adhérentes à la muqueuse.

L'auscultation me fait reconnaître que le sommet du poumon droit n'était pas perméable à l'air, tandis que les deux tiers inférieurs et le poumon gauche donnaient les signes stéthoscopiques d'une bronchite capillaire intense.

Tous ces symptômes dénotaient surabondamment l'existence d'un croup compliqué d'une bronchite capillaire considérable, voisine de la pneumonie.

Les parents avaient déjà fait vomir plusieurs fois leur enfant ; je prescrivis cependant un nouveau vomitif (le sulfate de cuivre, 15 centigr. dans un verre d'eau, à prendre par cuillerées jusqu'à vomissements abondants), et je fis prendre au malade, toutes les heures, une goutte d'eau bromée.

A neuf heures du soir, je revis cet enfant avec mon confrère M. Dequevauvilliers ; l'état était le même que dans la journée, mais les accès de suffocation n'étaient pas plus fréquents. Quoique l'asphyxie nous parût imminente, nous ne crûmes pas devoir tenter le trachéotomie, à cause de la complication de la bronchite capillaire. On appliqua, d'un commun accord, un vésicatoire en arrière et à droite, et on fit prendre en trois fois une potion de 125 gr. de véhicule avec 10 centigr. d'émétique. — Le brome fut continué.

Le 14 décembre, la nuit a été très-mauvaise ; accès de suffocation à peu près toutes les heures. A sept heures et demie du matin, la peau est bonne, le pouls bat 150 fois ; la physionomie de l'enfant paraît moins anxieuse, il a vomi des fragments de fausses membranes. — Je continue le brome, une goutte toutes les heures.

Le soir, les parents me montrent encore quelques débris de fausses membranes ; même fréquence du pouls ; l'enfant dort couché, il a reposé deux heures ; les accès de suffocation sont moins longs, un peu moins fréquents. — Continuation du brome.

Le 12, l'enfant a dormi quatre heures. Râles muqueux considérables dans toute la poitrine. Le moindre mouvement provoque la toux, qui détermine moins de suffocation. Il n'a eu dans la nuit que trois crises. — Nouveau vomitif ; continuation du brome.

Le soir, même état ; le pouls n'est qu'à 120.

Le 13, la nuit a été bonne. Vers minuit, à la suite d'une forte quinte de toux, le petit enfant a rendu un long morceau de fausse membrane, et, depuis minuit jusqu'à six heures, il a dormi d'un bon sommeil. Pouls à 130 ; râles muqueux ; respiration beaucoup moins fréquente ; la gorge est moins rouge, moins tuméfiée ; sueur abondante. Le vésicatoire jette considérablement. — Continuation du brome.

Les 14, 15 et 16, l'état va successivement en s'améliorant ; les accès de suffocation n'ont plus reparu. Le sommet du poumon droit fonctionne, la base du même poumon est encore bien prise ; mais le poumon gauche est dégagé. L'enfant prend du bouillon et du lait. Il ne reste plus que la bronchite. — Je continue le brome, et je donne une potion avec le kermès.

A partir de ce moment, l'amélioration fut caractérisée de plus en plus, et le 18, c'est-à-dire huit jours après le commencement du traitement, l'enfant était en pleine convalescence.

OBSERVATION VII.

Angine pseudo-membraneuse forme commune ; guérison par le brome ; phénomènes de contage ; efficacité du brome comme préservatif.

M. X., horloger, âgé de 25 ans, délicat, maigre et pâle, éprouva, le 26 avril 1856, un frisson très-fort, suivi de fièvre et d'une violente courbature générale. La nuit fut mauvaise.

Le lendemain, le pouls était à 90, la gorge rouge, douloureuse, gonflée, mais sans fausses membranes. — Alcoolature d'aconit, 10 gouttes, dans un verre d'eau sucrée, à boire par cuillerée d'heure en heure.

Le 3e jour parurent sur les deux amygdales une foule de points blancs, de la grandeur d'un grain de millet à une lentille ; faiblesse très-grande du malade.

Je donnai l'eau bromée, et, par précaution, j'en donnai comme préventif à sa femme et à ses deux petites filles, l'une de 18 mois, l'autre de 3 ans.

Le 4e jour, le malade eut deux défaillances complètes dans la matinée, et un vomissement ; le pouls avait baissé, et n'était plus qu'à 65. L'état de la gorge était le même. Mais si les fausses membranes n'avaient pas gagné du côté du gosier, elles s'étaient étendues en avant, formant sur le palais de larges plaques blanches, et gagnant les gencives, qu'elles tapissaient en dedans et en dehors, surtout à la mâchoire supérieure. Je continuai le brome.

La plus jeune des enfants éprouva du malaise ; ses amygdales devinrent rouges, gonflées du côté droit, on y voyait deux taches blanches, couenneuses. — Même traitement.

Le 5e jour, amélioration notable : le malade, sans fièvre, demande à manger. La gorge est moins gonflée, les points couenneux plus rares, mais ils sont aussi abondants sur le bord des gencives, et, dans quelques points, le liséré gingival paraît noirci et mortifié quand on enlève la fausse membrane qui le recouvre.

Je continue l'eau bromée, 5 gouttes par jour.

La jeune enfant va mieux ; les points blancs ont disparu : il ne s'en est pas reformé ; l'aînée a un peu de rougeur des amygdales.

Le 6e jour, le malade éprouve encore deux accès de défaillance ; pouls très-lent à 46 ; peau froide et sèche, visage pâle et décomposé.

La bouche va mieux ; cependant, sur le palais, on voit plusieurs taches ovales, rouges comme des ecchymoses, résultat du travail morbide qui, dans ce point, n'a pas été jusqu'à la fausse membrane. — Même traitement.

Les deux enfants vont très-bien.

Le 7ᵉ jour, amélioration très-grande ; la gorge est entièrement libre. Les plaques couenneuses ont toutes disparu.

Un troisième enfant, âgé de 3 ans, avait été isolé, dès le début du mal, et emmené à 4 lieues de Paris ; mais il avait déjà subi les atteintes de la contagion, et, après un mois d'incubation, la maladie se développa. — Un traitement régulier en vint également à bout.

OBSERVATION VIII.

Angine couenneuse forme commune, prise par contage ; guérison par le brome ; paralysie diphthéritique ; guérison au moyen de la noix vomique et de l'électricité.

M. X.., âgé de 65 ans, demeurant rue Sainte-Marguerite, eut, pendant le courant du mois de mai 1862, un de ses enfants âgé de 8 ans atteint d'une légère angine couenneuse. L'enfant guérit avec le traitement bromé. Le reste de la famille, composé de la mère et de quatre autres enfants, fut soumis au régime préservatif ; mais le père, homme fort occupé, ne voulut prendre aucune précaution, et, comme toute la famille logeait dans l'air confiné de deux petites pièces, la contagion ne pouvait manquer de se manifester.

Le père tomba malade le 22 mai. L'inflammation de la gorge était vive, la muqueuse très-rouge, mais les fausses membranes ne furent pas très-abondantes, et la fièvre ne monta pas au delà de 106 pulsations.

L'eau bromée et les fumigations de brome, administrées selon les règles, guérirent cette affection en sept jours ; mais la convalescence fut longue, par suite de la grande faiblesse qu'éprouvait le malade.

Un mois après sa guérison, il fut pris de nasonnement et de dysphagie ; j'employai la noix vomique XIIᵉ-3ᵉ, pour combattre ces accidents qui disparurent ; mais quinze jours plus tard il survint des vertiges, et, à plusieurs reprises, le malade tomba sans connaissance dans la rue. Cet état menaçait de devenir fort grave, car les étourdissements se rapprochaient ; ils n'avaient point cédé à l'emploi de la noix vomique, qui avait arrêté la dysphagie et la paralysie du voile du palais ; j'employai alors l'électrisation avec l'appareil Breton (courants induits, 1er ordre) ; 3 séances par semaine, de dix minutes chacune ; les vertiges diminuèrent peu à peu, et, au bout d'un mois d'électrisation, la guérison fut complète.

OBSERVATION IX.

Forme grave. Douze angines couenneuses et un croup dans la même maison. 11 guérisons, 1 mort.

M. X..., âgé de 37 ans, père de six enfants, et dont la femme était sur le point d'accoucher du septième, fut pris, le 25 juin 1864, d'une angine très-légère en apparence, de celles dont on voudrait faire une espèce à part sous le nom d'angines aphteuses; le fond de la gorge et les amygdales étaient seulement un peu rouges, et celles-ci parsemées de petites taches blanches superficielles : il y avait peu de fièvre ; aussi le malade continua de sortir et de vaquer à ses occupations, s'inquiétant peu de cette indisposition ; mais le 3e jour, le mal empira tout à coup, la fièvre devint très-forte (120 pulsations), et les amygdales parurent couvertes de larges et épaisses fausses membranes. Déglutition très-douloureuse. Je donnai le brome, au 1/300e, une goutte toutes les deux heures, alternée avec la belladone

Les deux jours suivants l'état fut stationnaire.

Le 6e jour, je donne brome 1/200e, une goutte d'heure en heure. Il ne se forme pas de nouvelles membranes, mais celles qui existent sont si épaisses, si tenaces, qu'on ne peut en détacher que de petites parties avec un pinceau sec d'éponge promené sur le pharynx.

Le 7e, les douleurs de gorge augmentent beaucoup, l'amygdale droite se gonfle, il y a imminence d'un abcès (pouls à 130). Je suis obligé d'abaisser la dose du brome, qui devient trop irritant, et je le donne au 1/500e. Les jours suivants, l'abcès continue de se développer et s'ouvre le 11e jour. Les fausses membranes, à cette époque, ont beaucoup diminué, mais il en reste encore des traces. Le 12e jour, le côté gauche devient douloureux à son tour, il s'y forme un abcès qui perce le 14e jour. Au 16e jour, il n'y avait plus trace de fausses membranes, et le malade entrait en convalescence le 18e jour.

Mais là ne devait pas se borner le molimen de la contagion. Huit jours après, une domestique fut prise d'angine couenneuse légère ; elle guérit en quatre jours, par le brome au 1/500e, une goutte d'heure en heure.

A peine était-elle guérie, que deux autres domestiques qu'on avait cependant séparées d'elle et envoyées à la campagne prirent aussi la maladie; elles guérirent, quoique lentement, par une autre médication.

En même temps, la nourrice qui allaitait le plus jeune enfant, âgé de 16 mois, prit également l'angine couenneuse. Le brome la guérit en quatre jours, et elle partit pour la campagne, emmenant le jeune enfant loin du foyer de la contagion; mais elle en revint trois jours plus tard, ramenant l'enfant qui était tombé malade. Toute la gorge était, en effet, couverte d'une couche grise, pultacée, de pseudo-membranes, et en même temps le larynx était déjà pris ainsi que les fosses nasales. Je donnai la solution de brome, mais en vain; croup et angine couenneuse marchèrent avec rapidité; j'essayai sans succès les fumigations de vapeurs d'iode, les vomitifs; il fallut en venir à la trachéotomie, que je pratiquai heureusement; mais, malgré tous ces efforts, et quoique l'affection locale parût s'arrêter, l'enfant tomba dans une prostration profonde, et mourut le cinquième jour.

Ce fut alors le tour du fils aîné, enfant de 11 ans; il se plaignit de mal de gorge et de fièvre, le pouls était à 135, la gorge rouge et couverte de plaques pseudo-membraneuses; la maladie s'annonçait avec une grande intensité.

Le brome fut donné au 1/500°, j'y ajoutai des fumigations d'eau bouillante salée, avec addition d'une cuillerée à café de solution de brome. Ces fumigations furent faites toutes les deux heures, et le sixième jour le malade fut guéri.

Cependant une petite fille de la maison appartenant à une autre famille et logeant à un autre étage tombait malade à son tour; traitée par le brome, elle guérit. Puis, le frère du premier malade, venu de Clermont-Ferrand pour le voir, prenait aussi une plaque couenneuse sur l'amygdale droite; elle était seulement de la grosseur d'une lentille, je donnai le brome à l'intérieur et je cautérisai profondément à deux reprises avec le crayon de nitrate d'argent, puis je fis immédiatement partir le malade, qui arriva chez lui guéri.

Je conseillai alors d'abandonner l'appartement, et d'emmener toute la famille au bord de la mer. On s'y décida, et le 20 août tout le monde partait aux bains de Langrune.

Mais, cinq jours plus tard, je voyais revenir à Paris le père de famille, M. X..., repris d'une nouvelle attaque d'angine couenneuse, moins grave cependant que la première; elle céda au brome dans l'espace de sept jours, et il put repartir. Le mois suivant, il éprouva une légère paralysie du voile du palais ; elle guérit sous l'influence du bon air et sans traitement.

Deux mois se passèrent, on avait quitté la maison, passé plusieurs semaines aux bains de mer, assaini les murailles, aéré les chambres, refait les literies, et tout paraissait bien fini, lorsqu'on revint à Paris, dans l'appartement qu'on avait primitivement habité ; mais on avait oublié le tapis de la chambre du malade dans ces essais d'assainissement ; aussi, une sœur de M. X..., qui était venue de Lyon pour le voir, et qui logeait dans cette chambre, fut prise d'angine couenneuse, légère heureusement, et qui guérit par l'emploi du brome ; il en fut de même de la nourrice qui était chargée du dernier enfant nouveau-né ; mais, dès qu'elle se vit malade, elle demanda à partir et quitta la maison. Le tapis fut enlevé et passé au chlore.

Ce fut la fin de cette épidémie, qui dura quatre mois, et se manifesta 12 fois sur 11 personnes.

Elle offrit plusieurs points remarquables et dont nous devons profiter à l'avenir, pour former notre pronostic.

1° Nous voyons d'abord, par l'exemple du premier malade, que les plus petits points, les plus petites plaques pseudo-membraneuses qui apparaissent sur les amygdales doivent bien être regardées comme étant de la même nature que les plus volumineuses ; c'est en vain que certains médecins voudraient les distinguer et faire des premières des affections à part sous le nom d'*angine pultacée*, d'*angine herpétique*, d'*angine aphtheuse*, affections qui, selon leur dire, seraient toujours bénignes, non contagieuses et sans danger. Je suis, sous ce rapport, en complète opposition avec mon honorable ami, le Dr Jousset. Cette fausse sécurité peut conduire à de graves conséquences, comme dans l'observation que nous rapportons, où non-seulement la maladie n'a pas tardé à prendre une forme plus grave sur le même sujet, mais s'est communiquée par contagion à 10 autres personnes, montrant ainsi qu'on avait affaire, non à deux maladies différentes, mais à deux variétés facilement transformables l'une dans l'autre. —Quant aux aphtes véritables de la gorge, j'ose croire que personne ne s'y trompera et ne les confondra avec l'angine couenneuse.

2° Une première atteinte ne garantit pas d'une seconde, puisqu'à un mois d'intervalle, le premier malade éprouva une rechute bien marquée.

3° L'angine couenneuse et le croup ne sont que deux manifestations, sur deux organes différents, d'une même maladie, puisque nous voyons dans la même famille 11 personnes avoir l'angine couenneuse et la douzième avoir l'angine couenneuse et le croup.

4° L'emploi du *brome* au 1/200ᵉ est déjà trop irritant, puisque, sous son influence, la première angine couenneuse, au lieu de céder, s'est compliquée d'abcès des amygdales, chose rare.

EMPLOI DU BROMURE DE POTASSIUM.

Le bromure de potassium est un sel blanc, cristallisable, soluble dans l'eau, d'une saveur analogue au sel de cuisine ; cette substance a l'avantage de pouvoir être maniée plus facilement que le brome. Elle n'est point volatile comme lui, n'exhale aucune odeur pénible, ne se décompose point par l'action de la lumière, et peut être conservée des mois entiers sans altération aucune. On peut l'employer à la dose de 25, 50 centigr., 1 gr. et plus, suivant l'âge des sujets, et même jusqu'à 2 et 4 gram. dans les cas graves.

Nous avons vu dans un précédent chapitre combien son action sur les fausses membranes était rapide et complète ; nous n'y reviendrons pas ici ; elle doit évidemment contenir les vertus propres aux deux corps composants, brome et potasse ; mais ici la base alcaline détermine l'action prédominante, et le bromure de potassium produit une dissolution de la fause membrane plutôt qu'une désagrégation.

Nos observations sur cette substance sont moins nombreuses que sur le brome, mais elles sont suffisantes pour montrer tout l'avantage qu'on pourra retirer de son emploi.

OBSERVATION X.

Angine pseudo-membraneuse forme bénigne ; traitement par le bromure de potassium à dose faible ; guérison.

M. S. P..., artiste, âgé de 38 ans, fut pris, le 10 janvier 1855, de céphalée, malaise général, courbature et fièvre ; la gorge devint très-rouge, la luette gonflée et pendante, et les amygdales se couvrirent de plaques pseudo-membraneuses. Je vis le malade le deuxième jour et lui ordonnai :

Bromure de potassium. . 0,05
Eau distillée. . . . . . 150 gram.

A prendre par cuillerées dans les 24 heures.

Dès le deuxième jour, la fièvre avait complétement disparu. Ce traitement fut continué quatre jours. Au bout de ce temps, les fausses membranes avaient disparu sans aucune cautérisation ni gargarisme ; il restait encore un peu de rougeur de la gorge, et du gonflement de la luette, qui disparurent à leur tour, sous l'influence du même remède, continué quelques jours encore.

OBSERVATION XI.

Angine pseudo-membraneuse forme commune ; emploi du bromure de potassium ; guérison.

Mlle X..., sous-maitresse dans une pension où je soignais une enfant atteinte de croup, avait traversé quelquefois la chambre de la malade, mais sans y séjourner ; aussi n'avait-elle point subi le traitement préventif par le brome.

Plusieurs jours après, le 15 mars 1853, elle se plaignit de malaise, courbature, fièvre et mal de gorge; l'amygdale du côté gauche offrait des plaques couenneuses, le pouls était à 95 seulement, et la malade pouvait encore se tenir levée une heure ou deux. J'ordonnai le bromure de potassium, 0,50 centigrammes dans un verre d'eau sucrée, à boire par cuillerées d'heure en heure; dès le lendemain, il se manifesta une amélioration dans les phénomènes généraux; cependant, les plaques diphthéritiques s'étaient étendues de deux côtés.

Le troisième jour, même état; pouls à 80 seulement.

Le médicament est continué.

Quatrième jour, on porte la dose du bromure de potassium à 0,75 centigrammes; il est très-bien supporté.

Le cinquième jour, les pseudo-membranes diminuent; la fièvre ne revient plus qu'un peu le soir.

Le sixième et le septième jour, amélioration progressive; il ne reste plus que des traces du processus diphthéritique; je les enlève avec un pinceau d'éponge sec.

Les jours suivants, la malade entre en convalence.

OBSERVATION XII.

Angine pseudo-membraneuse forme commune; bromure de potassium;
guérison.

Mlle X..., âgée de 10 ans, élève dans la même pension, sans avoir été en contact avec la précédente malade, fut prise, le 15 mars 1858, de frissons, fièvre et mal de gorge; le pouls battait 135 fois par minute, les deux amygdales étaient couvertes de plaques couenneuses, la peau était brûlante; on la transporta aussitôt chez ses parents, et je lui donnai : bromure de potassium, 0,25 centigrammes dans un verre d'eau sucrée, à boire par cuillerées d'heure en heure.

Le lendemain, les fausses membranes se sont épaissies et enveloppent les amygdales d'une coque blanche; mais elles se détachent facilement, et je peux les enlever avec un pinceau d'éponge sec.

La peau est moins chaude; le pouls à 106 le matin, à 95 le soir.

Je continue le médicament.

Troisième jour : pouls à 86; les fausses membranes se sont reproduites, mais elle sont plus minces; le pinceau sec les enlève sans peine.

3

Quatrième jour: l'enfant est un peu plus souffrante, la peau chaude et couverte de sueur ; j'enlève encore des plaques couenneuses ; le pouls est à 92. — Bromure de potassium, 0,75 centigrammes.

Cinquième jour : même état ; mais les forces sont meilleures ; l'enfant se lève quelques heures.

Sixième jour : il ne reste plus que de faibles traces de pseudo-membranes ; mais la fièvre n'est pas encore entièrement tombée. — Bromure de potassium, 1 gramme.

Je continue cette dose jusqu'au neuvième jour ; à cette époque, il ne reste plus de trace de la maladie ; la guérison est complète.

EMPLOI DU BROME ET DU BROMURE DE POTASSIUM RÉUNIS.

On peut encore, pour mieux assurer l'effet du traitement, employer une méthode mixte, en unissant les deux remèdes. L'observation qui va suivre montrera que les résultats de cette union sont favorables, et que l'on peut administrer ensemble le brome et le bromure de potassium. Ce mélange a l'avantage de fixer le brome qui, par l'addition du sel alcalin, devient moins diffusible, répand une odeur moins forte, et, sous l'influence de la lumière, a moins de tendance à changer de nature et à s'acidifier.

J'ai expérimenté l'action de ce mélange sur les fausses membranes ; cette action représente surtout celle du brome ; mais la friabilité m'a paru plus grande et la désagrégation plus facile et plus prompte. On peut donner, pour plus de clarté, à la réunion de ces deux corps le nom de *bromure de potassium bromé*, sous lequel nous la désignerons à l'avenir.

OBSERVATION XIII.

Convulsions ; angine couenneuse forme commune ; emploi du bromure de potassium bromé ; guérison.

Une petite fille de la même pension, âgée de 8 ans, habitant une autre maison que la malade, fut prise, le 20 mars, d'une fièvre violente (130 pulsations), mal de gorge, agitation nerveuse. Le soir même et la nuit suivante, elle éprouva plusieurs accès de convulsions éclamptiques, que l'on parvint à calmer avec la belladone et les bains de pieds.

Le 21, la gorge, qui était seulement rouge la veille, se couvrit de plaques diphthéritiques ; le pouls était à 130 environ.

Je donnai :

Eau bromée, 10 gouttes dans les vingt-quatre heures.

Le lendemain, même état de la gorge ; pouls à 122.

Je joins alors l'eau bromée, au bromure de potassium, dans une potion ainsi formulé :

> Eau. . . . .   150 grammes
> Bromure de potassium.   0,05 centigr.
> Eau bromée . . . .   10 gouttes.

Une cuillerée d'heure en heure.

Le 23, amélioration légère, pouls à 110. Continuer la potion. Les fausses membranes couvrent encore la gorge.

Le 24, pouls à 100. Je fais doubler les doses de la potion.

Le 25, les plaques couenneuses commencent à se détacher.

Les jours suivants, l'amélioration se prononce davantage.

Le septième jour, les fausses membranes sont tombées en majeure partie, et le pouls est à 90 ; la malade s'alimente, l'appétit renaît.

Le neuvième jour, la malade entre en convalescence.

J'ai donné, en ce cas, le brome et le bromure de potassium à une très-faible dose. C'était assez, cependant, puisque cela suffit pour la guérison. Mais on pourrait, en cas de nécessité, augmenter considérablement ces doses, car un des avantages du bromure de potassium uni au brome, c'est de faire supporter cette dernière substance à des doses qui n'auraient pu sans cela être tolérées.

L'état convulsif devenait une nouvelle indication positive pour l'emploi du bromure de potassium, calmant d'une si grande puissance contre les convulsions épileptiformes et éclamptiques.

INDICATIONS PRINCIPALES A SUIVRE DANS LE TRAITEMENT DU CROUP ET DE L'ANGINE COUENNEUSE.

1° *Indication tirée de la pseudo-membrane.*

L'élément pseudo-membraneux et la contagion qui en résulte doivent être traités par les préparations de brome au 1/500° ou au 1/1000° (3° dilut. D). La préparation au 1/1000° est suffisante, mais elle s'évapore trop vite pour se conserver long-temps.

Formule

Brome pur.   .   .   .   1 goutte 0,05 centigrammes.
Eau distillée.   25 à 50 grammes.

Agitez dans un flacon bouché à l'émeri jusqu'à solution complète.

Gardez à l'ombre le flacon bien bouché et renversé pour empêcher l'évaporation.

Quand le liquide a perdu sa couleur ambrée, il ne vaut plus rien : il faut le renouveler.

On en donne contre le croup et contre l'angine couenneuse une goutte d'heure en heure, délayée dans la valeur d'une cuillerée d'eau que l'on met de préférence dans un verre, parce que le brome attaque l'argent.

2° *Indication tirée de l'albuminurie.*

Quand il y a albuminurie dans le cours de l'angine couenneuse ou du croup (et l'attention doit toujours être éveillée sur ce point), il est nécessaire d'alterner le *brome* avec l'*arsenic*, en donnant toutes les deux heures une goutte de la solution suivante (3° dilut. D.) :

Arséniate de soude .   0,05 centigr.
Eau distillée . .   .   50   grammes.

F. s. a. une solution dont on donne 2 à 20 gouttes par jour, suivant l'âge, dans autant de cuillerées d'eau sucrée. Dans quelques cas, on réussit même avec des doses plus faibles, comme on le verra dans l'observation suivante ; mais cette formule est plus sure.

OBSERVATION XIV.

Scarlatine, angine pseudo-membraneuse, gangrène d'une amygdale; traitement par le brome. Endocardite, albuminurie et anasarque consécutives; traitement par l'arsenic. Guérison.

Mlle X...., âgée de 21 ans, fut prise, le 10 février 1855, d'une fièvre violente, avec mal de gorge et gonflement des ganglions sous-maxillaires. Le pouls était à 135, irrégulier et filiforme. Le lendemain, apparaissait une scarlatine; le mal de gorge avait augmenté, les amygdales étaient gonflées et très-rouges.

Le cinquième jour, tout le fond de la gorge se couvrit de fausses membranes, épaisses et denses; elles gagnèrent bientôt les amygdales qui se tuméfièrent au point de se toucher; le bord des gencives, lui-même, était revêtu d'un enduit couenneux; le pouls était toujours de 125 à 130. Pour combattre ces accidents, je touchai chaque jour le fond de la gorge avec un pinceau imbibé de jus de citron, tandis qu'à l'intérieur je donnais le *brome* (3e dilut.), alterné avec la belladone, 12e, 6e, 3e. Sous l'influence de cette médication, les fausses membranes se ramollirent; elles se reproduisirent à chaque fois moins épaisses, mais elles ne disparurent que le dix-huitième jour.

Vers le douzième jour, en enlevant avec le pinceau une large membrane qui recouvrait l'amygdale droite, on vit que cette amygdale s'était gangrenée au dessous, et que le pinceau pénétrait dans une excavation remplie d'un détritus brunâtre et sanguinolent. — Je remplaçai à cette époque brome 3 par brome 2, et je l'alternai avec cinabre (3e tritur.), avec grand avantage.

Du reste, quoique les fausses membranes eussent disparu vers le dix-huitième jour, la malade ne fut pas pour cela hors de danger; le pouls était toujours fréquent; un souffle prononcé au premier temps du cœur annonçait une endocardite; les reins devinrent douloureux, les pieds se gonflèrent, l'urine se chargea d'albumine; il y avait ainsi dans l'état du cœur, dans celui des reins et dans l'anasarque consécutive, une triple indication de l'arsenic; je le donnai à dose progressive, en commençant par la 12ᵉ dilution, et vers le trentième jour l'anasarque disparut ; la malade entra en convalescence, conservant néanmoins un peu d'irritabilité du cœur et un état chlorotique qui furent traités par digitaline, sulfure, fer et manganèse.

3° *Indication tirée de la gangrène.*

Dans la forme maligne, quand il y a gangrène commençante de la gorge ou des amygdales, il faut alterner le *brome* avec le *mercure ;* j'emploie alors la préparation suivante :

> Bichlorure de mercure. 0,05 centigr.
> Eau distillée. . . . 5 gr.

1 à 6 gouttes, suivant l'âge, par jour, dans 5 à 6 cuillerées d'eau sucrée. — La 2ᵉ et la 3ᵉ dilutions se montrent encore très-efficaces.

Ou bien encore :

> Calomel. . . . . 0,05 centigr.
> Sucre de lait . . . 5 grammes.

Mêlez, triturez et divisez en 25 paquets, à prendre 3 à 6 par jour. Ce n'est pas sans motifs que j'emploie les *chlorures de mercure* au lieu du *mercure métallique ;* l'action du *chlore*, analogue à celle du brome, vient en aide à ce dernier. On peut encore, dans ce cas, employer avec grand avantage le *bromure* ou le *cyanure de mercure*, préconisé dans ces derniers temps par le Dʳ Beck, de Saint-Pétersbourg.

Observation XV.

Angine couenneuse, forme gangréneuse ; guérison par brome et sublimé.

Mˡˡᵉ X...., âgée de 20 ans, demeurant rue Servandoni, 20, fut prise, le 12 mai 1862, d'une angine couenneuse très-grave. En moins de trente-six heures les amygdales et les piliers du voile du palais furent recouverts d'une épaisse couche de couennes ; le pouls monta progressivement à 100, 110 et 120.

L'eau bromée fut administrée à la dose de 15 gouttes par jour ; une amélioration légère eut lieu, et pendant trois jours l'état de la malade resta le même. Mais le sixième jour survint une faiblesse extrême, une pâleur mate de la face, avec amaigrissement subit, et les deux amygdales, dont on avait enlevé les épaisses couennes avec un pinceau, parurent recouvertes d'un nouvel enduit grisâtre, épais, d'odeur repoussante. J'ordonnai alors le *mercurius corrosivus* (3e dilut.), par gouttes alternées avec l'eau bromée. Il y eut dès le lendemain une amélioration marquée dans l'état des forces ; et le neuvième jour, les fausses membranes du côté droit, se détachant avec une épaisse couche de tissus mortifiés, montrèrent une vaste cavité, où il ne restait plus de trace de l'amygdale gangrenée. Tout en continuant le traitement, j'avais ajouté au régime de la malade l'emploi du vin de Madère, et une nourriture tonique.

Le onzième jour, la gorge était libre de toute fausse membrane, et le quatorzième jour la malade entrait en convalescence.

Dans un cas analogue, survenu à la suite d'une rougeole grave, l'amygdale mortifiée se détacha en une seule masse, comme le noyau d'un fruit. La malade, âgée de 5 ans, guérit avec le brome et le calomel (3e et 2e triturations).

4° *Indication tirée de l'extrême ténacité des membranes.*

Quand les fausses membranes sont épaisses, tenaces, de mauvais aspect, ou se reproduisant avec rapidité, on modifie heureusement la vitalité des surfaces avec des *fumigations*, au moyen du brome fixé dans l'eau chaude par le *bromure de potassium* ou le sel marin.

J'emploie alors la préparation suivante :

> Eau bouillante. .   500 grammes.
> Bromure de potassium ou
>   sel marin . . .   1 pincée.

Faites respirer au malade cette fumigation pendant six minutes, toutes les deux ou trois heures. On peut encore faire les fumigations en portant dans l'arrière-gorge le mélange médicamenteux, sous la forme d'*eau pulvérisée*, au moyen d'un appareil analogue à celui de M. Sales-Girons pour poudroyer les eaux minérales.

5° *Indication tirée de l'intermittence à longue ou courte période.*

Si, dans le cours de la maladie, les accès de suffocation reviennent par attaques à longs ou courts intervalles, soit toutes les douze ou six heures, soit plus fréquentes encore, d'heure en heure, ou de demi-heure en demi-heure, il faut alterner le *brome* avec le *sulfate de quinine*, soit à l'intérieur, soit en lavement. Du moment qu'on remarquera de la suffocation revenant par accès, la quinine est indiquée.

6° *Indication tirée de la malignité.*

Dans la forme maligne, si la faiblesse est extrême, si l'état spasmodique est très-fort, si, enfin, les précédents remèdes semblent rester sans action, il faut, non point les cesser, mais leur adjoindre le *musc*, à forte dose, soit à l'intérieur, soit en lavement, et alors les remèdes agiront de nouveau favorablement. J'ai vu souvent, dans ma pratique, la quinine employée seule échouer, le musc employé seul échouer, et les deux moyens réunis réussir à sauver le malade.

OBSERVATION XVI.

Croup, forme grave; traitement par le brome; accès de suffocation à courtes périodes; insuffisance de la quinine; traitement par la quinine et le musc. Guérison.

Mlle X...., demeurant rue Guisarde, âgée de 5 ans, enfant forte et bien constituée, fut prise, le 6 décembre 1860, d'une toux rauque .

et aboyante, à la suite d'un rhume datant de quelques jours. Le lendemain, à cette toux se joignaient une grande oppression et une fièvre considérable : 140 pulsations. Appelé pour voir l'enfant, j'examinai sa gorge, et quelques taches blanches disséminées me firent reconnaître une affection couenneuse et un croup violent. Je donnai l'eau bromée à la dose de 10 gouttes par jour; mais le soir il y eut une suffocation si grande que je jugeai nécessaire d'administrer un vomitif : 5 centigrammes d'émétique dans de l'eau tiède amenèrent des vomissements abondants, et firent rendre des débris pseudo-membraneux de plusieurs centimètres.

Le 8, état stationnaire.

Le 9, retour de la suffocation. Je fais vomir l'enfant avec le sulfate de cuivre, 0,10 centigrammes; il sort encore quelques débris couenneux, mais en petite quantité. — Le brome est continué.

Le 10, suffocation extrême; pouls à 140. La suffocation se calme trois ou quatre heures, puis redevient violente pendant deux heures, puis se calme de nouveau, pour revenir encore par crises presque régulières de six en six heures (deux heures de suffocation, quatre heures de calme relatif). — Lavement avec 0,25 de sulfate de quinine à l'intérieur; 3 pilules de quinine, de 0,10 centigrammes chaque.

Le 11 au matin, malgré cette forte dose d'antipériodique, les crises continuent. Un troisième vomitif n'amène aucun débris couenneux; l'oppression est si grande que la figure en est violette, et le pouls *intermittent asphyxique*, c'est-à-dire très-rapide pendant l'*expiration* (140-150), et s'arrêtant pendant l'*inspiration*. Je prépare tout pour exécuter la trachéotomie; mais, avant d'en venir à l'opération, je veux essayer l'emploi du musc uni à la quinine. On donne donc, dans la journée :

1° Quatre pilules, contenant chacune . . . .
Sulfate de quinine. 0,12
Musc. 0,12

2° Quatre quarts de lavement composés de même et émulsionnés par autant de jaunes d'œufs; en tout, environ 1 gramme de musc et 1 gramme de quinine en vingt-quatre heures.

Le soir, les accès reviennent encore, moins violents; mais le lendemain, 12, ils sont fort affaiblis : pouls à 120. — Le 13, c'est à peine si l'on peut reconnaître des périodes, et, le 14, tout phénomène grave a disparu; il existe encore néanmoins une toux rauque, une voix éteinte; pouls à 100. Le brome fut continué (on ne l'avait pas interrompu); et le 21 du mois, au bout de quatorze jours de maladie, l'enfant entrait en franche convalescence.

7° *Indication tirée de l'asphyxie.*

Quand le croup arrive à la période asphyxique, caractérisée par la couleur pâle des joues, bleue des lèvres, et par l'anesthésie commençante de la peau, le moment est venu de faire la trachéotomie.

Mais, après la trachéotomie, il faut continuer le brome tant qu'il y a des fausses membranes.

Observation XVII.

Croup, suffocation; trachéotomie pendant l'asphyxie complète, avec anesthésie. Guérison du croup par le brome ; érysipèle. Mort.

Le 10 mars, je fus demandé en toute hâte pour une petite fille de 5 ans, atteinte du croup depuis la veille. Je la trouvai sur les genoux de sa mère, extrèmement oppressée, la voix complétement éteinte, le pouls à 150. Je recommande de la coucher dans son lit; mais aussitôt l'enfant s'agite, veut crier; puis tout à coup, par suite sans doute du déplacement de quelque fausse membrane, elle suffoque, et perd complétement connaissance. Les lèvres étaient bleues, les mâchoires dans un état de trismus complet, les pupilles dilatées. J'étais seul; tous les parents pleuraient et poussaient des cris autour de moi; j'hésitai un instant à faire la trachéotomie, regardant l'enfant comme mort; mais de faibles convulsions se manifestant encore, je pensai que cet état asphyxique me procurerait au contraire l'anesthésie, si utile au succès de l'opération, surtout quand on est sans aide et sans secours. Je pris donc mon bistouri et incisai rapidement les tissus et la trachée; j'y glissai une sonde de Belloc; j'aspirai les liquides épanchés; j'insufflai de l'air, pressant ensuite la poitrine et pratiquant la respiration artificielle. Après six minutes d'efforts continus, j'eus la satisfaction bien grande de voir l'enfant ouvrir les yeux, respirer profondément; elle regarda avec étonnement autour d'elle, s'assit sur son lit, ne conservant aucun souvenir du passé, et n'ayant pas souffert: c'était une véritable résurrection.

Les premières quintes de toux chassèrent un grand nombre de fausses membranes, mais elles se reproduisirent promptement. Je donnai alors, dans une potion, 10 gouttes de la solution bromée, et passai une double canule à demeure.

La nuit fut agitée et la fièvre violente.

Mais, le lendemain, l'état était un peu meilleur ; et quoique le pouls fût à 145, par suite de la réaction inflammatoire de la plaie, l'oppression avait disparu, et les fausses membranes étaient moins abondantes.

Le troisième jour, le pouls tomba à 110. L'enfant, très-gaie, demanda à manger ; il ne s'écoulait plus, par la plaie, que des mucosités épaisses, et quelques débris pseudo-membraneux très-petits, friables, presque en poussière (action curative du brome).

Le quatrième jour le mieux continue : l'enfant joue sur son lit, et regarde à travers la fenêtre ce qui se passe dans la rue. Pouls à 100. On ne retire plus aucune fausse membrane.

Le cinquième jour, après une nuit agitée, je reconnais un érysipèle au cou ; la peau est rouge, les lèvres de la plaie sont très-gonflées ; la fièvre très-forte dans la journée ; l'érysipèle paraît s'étendre à l'intérieur de la trachée, qui devient très-rouge et très-sèche, et descendre dans les bronches. Toute expectoration se supprime, et, quoique la respiration soit très-libre, l'hématose ne se fait plus, l'anxiété et la dyspnée sont grandes. Le soir, il survient des convulsions ; la nuit est affreuse ; le cou se gonfle de plus en plus et devient monstrueux. La malade meurt le sixième jour au matin.

8° *Indication tirée de l'épaississement extrême du mucus.*

On voit souvent, après la trachéotomie. les fausses membranes remplacées par un mucus compact, gluant, demi-transparent, ferme et tenace, comme de la colle forte épaisse ; le brome alors n'est plus indiqué ; il faut faire des fumigations avec une solution de bromure de potassium et donner le bromure de potassium à forte dose et l'ipéca à doses fractionnées (1re trit. D.), à l'intérieur.

9° *Indications tirées de la paralysie.*

Trois moyens principaux réussissent contre les paralysies consécutives :

A. Dans l'état aigu et pendant la maladie, l'emploi continu de la *glace* en boisson et en application locale au devant du cou. C'est le meilleur moyen de combattre cette adynamie mortelle qui complique si souvent la diphthérie généralisée.

B. A l'état subaigu et chronique : 1° l'emploi de la *noix vomique* ou de la *strychnine ;* 2° l'*électrisation localisée* des nerfs, muscles et organes paralysés. Mais, pour réussir, il faut :

1° employer *les courants de premier ordre,* de l'appareil d'induction ;

2° Donner des *secousses de plus en plus fortes ;*

3° Au lieu de multiplier rapidement les secousses, les *espacer,* au contraire, et les donner *subites, rares* (toutes les 3 ou 4 secondes une secousse) et *intenses.*

Les courants continus et sans secousse peuvent aussi donner de beaux succès ; ils sont préférables pour les jeunes enfants, parce qu'ils s'appliquent sans douleur.

10° *Indication du Régime.*

Une alimentation forte et l'usage d'un vin généreux (malaga, lunel, porto, alicante, etc.), pendant tout le temps de la maladie, aideront puissamment à la guérison. La diète doit être complétement abandonnée. — Des fragments de glace donnés de quart d'heure en quart d'heure, exercent une heureuse influence sur la marche de la maladie.

11° *Indication tirée des Contages.*

On détruit facilement les contages dans les chambres de malades, en faisant évaporer matin et soir dans ces chambres 5 à 20 gouttes de brome pur, suivant l'étendue de la pièce, et après la guérison il faut faire laver la literie et le linge avec du chlore, du chlorure d'oxyde de sodium, on de l'eau bromée au 1/100°, avant de les faire servir à d'autres enfants.

Pour préserver plus directement de la contagion les personnes qui entourent et soignent le malade, on doit donner, en outre, deux fois par jour, 4 à 10 gouttes de la même solution, délayées dans un peu d'eau sucrée ; mais il faut savoir que, pour être préservé sûrement, on doit continuer ce traitement quinze à vingt jours au moins après la guérison du malade lui-même, puisque la période d'incubation dure au moins ce temps-là, et parfois même jusqu'à un mois entier.

12° Epidémies.

Pendant la grande épidémic diphthéritique qui a régné en 1867 dans l'arrondissement de Valenciennes, le Dr Zimmermann, se basant sur des données analogues aux miennes, et, sans connaître mon travail, est arrivé à instituer un traitement analogue et très-efficace, basé sur l'emploi de la source Adélaïde (Heilbrunn), naturelle ou artificielle, en boisson ; l'analyse de ces eaux y montre un composé de *carbonate de soude*, *chlorure de sodium*, *iodure* et *bromure de potassium*. L'habile praticien badigeonnait en même temps le cou avec une teinture d'*iode bromo-iodurée*. Par ces moyens réunis, il a traité 184 cas, la plupart fort graves, dont 69 croups, et il a obtenu 157 guérisons, pour 27 morts. C'est là une confirmation des plus éclatantes de notre méthode (1), et je suis heureux de m'être ainsi rencontré avec mon savant confrère dans la recherche de la vérité.

(1) *L'Angine couenneuse et le croup*, nouvelle méthode de traitement, par le Dr Zimmermann. Valenciennes, 1860 ; brochure in-8.

BIBLIOGRAPHIE.

ATTOMYR. — Brom-Croup. Neues Archiv für die homœopatische Heilkunst von Stapf, vol. II. Leipsig, 1845; 2º fascicule, p. 43.

BARTHEZ. — De l'action du brome et de ses combinaisons sur l'économie animale, considérée sous les rapports toxiques. Thèse; Paris, 1828.

BUTSKE (Lud.-Ern.). — De efficacia bromi interna. Berolini, 1828. Bibliot. der pract. Heilkunde; septembre 1829. Arch. de méd., t. XXIV, p. 289.

CHAMPEAUX. — Quelques mots sur l'emploi du brome dans le croup. Art méd., t. IV, p. 62; 1846.

CZERWIAKOWSKI. — De bromio. Cracoviæ, 1833.

FRANTZ. — Dissertat. de bromi effectu. Halæ, 1827.

FOURNET. — Bulletin général de thérapeutique; février 1830.

GLOVER. — Edinburgh med. Journ., vol. LVIII, p. 120; 1842. On the physiological and medicinal properties of bromine and its compunds.

HERING (Constantin). — Brom. Arch. de Stapf, vol. II. 3e fascicule.

HERMERDINGEN. — Dissertat. de bromio. Tubingue, 1837.

HORING. — Ueberv, die Wirkung des Brom's. Tubingue, 1838; et Archiv. de Stapf.

JAHR. — Manuel de matière médicale homœopathique; 1858. Brom.

LECORNEY. — Paralysies diphthéritiques, eau bromée contre le croup. Art. méd., t. XII, p. 279.

LEMBKE. — Gazette homœopathique de Leipsig (en allemand); vol. XXXVII, 25 juin 1849.

LIPPE. — Archives homœopathiques allemandes; vol. XXII, cah. 3, p. 119 et passim. 1846.

Noack et Trinks. — Handbuch der homœopatischen Arzneimittel-
lehre (Manuel de mat. méd. hom.), Leipzig, 1847. —
Brom. pathogenésie.

Noack fils. — Un cas d'angine diphthéritique guérie par le bromure
de potassium. Art. méd., t. XXIII, p. 359; 1866.

Ozanam. — Efficacité du brome dans le traitement des affections
pseudo-membraneuses. Acad. des sciences; 1856-1859-
1861.

Roth. — Matière médicale pure, publiée par la Société gallicane de
Médecine homœopathique. Paris, 1852, t. II, p. 29.

Stapf. — Caractéristique et physiographie du genre croup et de ses
espèces. Arch. hom., 1846.

Ch. Ozanam.

FIN

Paris. — Typ. A. Parent rue Monsieur-le-Prince, 31.